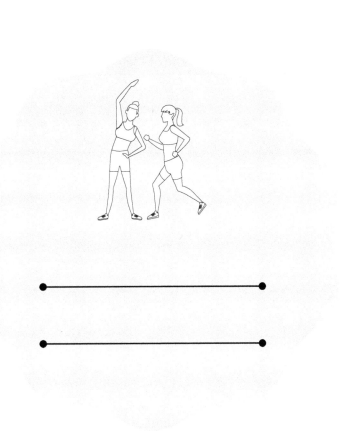

Giorno (.....)   Data ...../ ...../ ....

Tempo ☀ ⛅ ☁ 🌧 🌨
       ○   ○   ○   ○   ○

🌙 zzz ....   ⚖ ....   😊 😄 😑 ☹
                                          ○   ○   ○   ○
Durata del sonno   Peso   Il mio umore

Colazione 🕐 __:__   Merende 🕐 __:__

....
....
....
....
....

Pranzo 🕐 __:__   Cena 🕐 __:__

....
....
....
....
....

idratazione

Tipo di sport   ⏱ durata   Intensità di esercizio

....   ◯ ◯ ◯

....   ◯ ◯ ◯

....   ◯ ◯ ◯

....   ◯ ◯ ◯

0   10   20   30   40   50   60   70   80   90   100%   debole   media   forte

scala di soddisfazione

📋 Note

....

....

....

....

....

....

....

Giorno (.....)   Data ...../ ...../ .....

Tempo ☀ ⛅ ☁ 🌧 🌨
        ○   ○   ○   ○   ○

🌙 zzz ....   ⚖ ....   😊 😄 😑 🙁
                                                    ○   ○   ○   ○
Durata del sonno   Peso   Il mio umore

Colazione 🕐 __:__   Merende 🕐 __:__

· ·

· ·

· ·

· ·

· ·

Pranzo 🕐 __:__   Cena 🕐 __:__

· ·

· ·

· ·

· ·

· ·

idratazione

Tipo di sport   ⏱ durata   Intensità di esercizio

....   ○   ○   ○

....   ○   ○   ○

....   ○   ○   ○

....   ○   ○   ○

                                                                          debole   media   forte

0   10   20   30   40   50   60   70   80   90   100%

scala di soddisfazione

📋 Note

....

....

....

....

....

....

Giorno (.....)   Data ...../...../....

Tempo ☀ 🌤 ☁ 🌧 🌨
      ○   ○   ○   ○   ○

🌙 zᶻᶻ ....   ⚖ ....   😊 😄 😑 ☹
Durata del sonno   Peso   ○   ○   ○   ○
                                      Il mio umore

Colazione 🕐 __:__   Merende 🕐 __:__

....
....
....
....
....

Pranzo 🕐 __:__   Cena 🕐 __:__

....
....
....
....
....

idratazione

Tipo di sport   durata   Intensità di
                                       esercizio

....   ◯   ◯   ◯

....   ◯   ◯   ◯

....   ◯   ◯   ◯

....   ◯   ◯   ◯

0   10   20   30   40   50   60   70   80   90   100%   debole   media   forte

scala di soddisfazione

Note

....

....

....

....

....

....

Giorno (....)   Data ..../ ..../ ....

Tempo ☀ ⛅ ☁ 🌧 🌨
       ○   ○   ○   ○   ○

🌙 zzz ....   ⚖ ....   😊 😄 😑 ☹
Durata del sonno   Peso   ○   ○   ○   ○
                                          Il mio umore

Colazione 🕐 __:__   Merende 🕐 __:__

....
....
....
....
....

Pranzo 🕐 __:__   Cena 🕐 __:__

....
....
....
....
....

idratazione

Tipo di sport   ⏱ durata   Intensità di esercizio

....   ◯   ◯   ◯

....   ◯   ◯   ◯

....   ◯   ◯   ◯

....   ◯   ◯   ◯

debole   media   forte

```
 0   10  20  30  40  50  60  70  80  90  100%
 |---|---|---|---|---|---|---|---|---|---|
```

scala di soddisfazione

📋 Note

....

....

....

....

....

....

....

Giorno (....)   Data ...../...../.....

Tempo ☀ ○   ⛅ ○   ☁ ○   🌧 ○   🌨 ○

🌙 zzz ....   ⚖ ....   😊 ○ 😄 ○ 😑 ○ 😞 ○

Durata del sonno   Peso   Il mio umore

Colazione 🕐 __:__   Merende 🕐 __:__

....

....

....

....

....

Pranzo 🕐 __:__   Cena 🕐 __:__

....

....

....

....

....

idratazione

Tipo di sport   durata   Intensità di esercizio

....   ◯   ◯   ◯

....   ◯   ◯   ◯

....   ◯   ◯   ◯

....   ◯   ◯   ◯

                                               debole   media   forte

0 10 20 30 40 50 60 70 80 90 100 %

scala di soddisfazione

Note

....

....

....

....

....

....

....

Giorno (....)   Data ..../ ..../ ....

Tempo ☀ ⛅ ☁ 🌧 🌨
       ○   ○   ○   ○   ○

🌙 zzz ....   ⚖ ....   😊 😄 😑 ☹
Durata del sonno   Peso   ○   ○   ○   ○
                                        Il mio umore

Colazione 🕐 __:__   Merende 🕐 __:__

....
....
....
....
....

Pranzo 🕐 __:__   Cena 🕐 __:__

....
....
....
....
....

idratazione

Tipo di sport   durata   Intensità di esercizio

....   ◯   ◯   ◯

....   ◯   ◯   ◯

....   ◯   ◯   ◯

....   ◯   ◯   ◯

0   10   20   30   40   50   60   70   80   90   100%

debole   media   forte

scala di soddisfazione

Note

....

....

....

....

....

....

....

Giorno (.....)　　　Data ..... / ..... / .....

Tempo ☀ ⛅ ☁ 🌧 🌨
○　○　　○　　○　　○

🌙 zzz ....　　📊 ....　　😊 😄 😑 ☹
○　○　○　○

Durata del sonno　　Peso　　Il mio umore

Colazione 🕐 ___:___　　Merende 🕐 ___:___

....　　..................................
....　　..................................
....　　..................................
....　　..................................
....　　..................................

Pranzo 🕐 ___:___　　Cena 🕐 ___:___

....　　..................................
....　　..................................
....　　..................................
....　　..................................
....　　..................................

idratazione

Tipo di sport   ⏱ durata   Intensità di esercizio

....   ◯   ◯   ◯

....   ◯   ◯   ◯

....   ◯   ◯   ◯

....   ◯   ◯   ◯

                                                  debole   media   forte

0   10   20   30   40   50   60   70   80   90   100%

scala di soddisfazione

📋 Note

....

....

....

....

....

....

....

Giorno (.....)   Data ..... / ..... / .....

Tempo ☀ ⛅ ☁ 🌧 🌨
       ○   ○   ○   ○   ○

🌙 zᶻᶻ ....   ⚖ ....   😊 😄 😑 ☹
Durata del sonno   Peso   ○ ○ ○ ○
                                        Il mio umore

Colazione 🕐 __:__   Merende 🕐 __:__

....

....

....

....

....

Pranzo 🕐 __:__   Cena 🕐 __:__

....

....

....

....

....

idratazione

Tipo di sport   durata   Intensità di
                                        esercizio

....   ◯ ◯ ◯

....   ◯ ◯ ◯

....   ◯ ◯ ◯

....   ◯ ◯ ◯

0 10 20 30 40 50 60 70 80 90 100%   debole media forte

scala di soddisfazione

Note

....

....

....

....

....

....

....

Giorno (.....)   Data ...../...../....

Tempo ☀ ⛅ ☁ 🌧 🌨
       ○   ○   ○   ○   ○

🌙 z_z^z ....   ⚖ ....   😊 😄 😑 ☹
Durata del sonno   Peso   ○ ○ ○ ○
                                           Il mio umore

Colazione 🕐 __:__   Merende 🕐 __:__

....
....
....
....
....

Pranzo 🕐 __:__   Cena 🕐 __:__

....
....
....
....
....

idratazione

Tipo di sport   durata   Intensità di esercizio

....   ◯   ◯   ◯

....   ◯   ◯   ◯

....   ◯   ◯   ◯

....   ◯   ◯   ◯

                                                   debole   media   forte

0 10 20 30 40 50 60 70 80 90 100%

scala di soddisfazione

Note

....

....

....

....

....

....

....

Giorno (.....)   Data ...../...../....

Tempo ☀ ⛅ ☁ 🌧 🌨
      ○   ○   ○   ○   ○

🌙zᶻᶻ ....   ⚖ ....   😊 😄 😑 ☹
                                                ○   ○   ○   ○
Durata del sonno   Peso   Il mio umore

Colazione 🕐 __:__   Merende 🕐 __:__

....
....
....
....
....

Pranzo 🕐 __:__   Cena 🕐 __:__

....
....
....
....
....

idratazione

Tipo di sport durata Intensità di esercizio

.... ○ ○ ○

.... ○ ○ ○

.... ○ ○ ○

.... ○ ○ ○

0   10   20   30   40   50   60   70   80   90   100%

debole   media   forte

scala di soddisfazione

Note

....

....

....

....

....

....

....

Giorno (.....)   Data ..... / ..... / .....

Tempo ☀ ⛅ ☁ 🌧 🌨
       ○   ○   ○   ○   ○

🌙 zᶻ ....   ⚖ ....   😊 😄 😑 ☹
                                                   ○   ○   ○   ○
Durata del sonno   Peso   Il mio umore

Colazione 🕐 __:__   Merende 🕐 __:__

....
....
....
....
....

Pranzo 🕐 __:__   Cena 🕐 __:__

....
....
....
....
....

idratazione

Tipo di sport · durata · Intensità di esercizio

.... · .... · ○ ○ ○

.... · .... · ○ ○ ○

.... · .... · ○ ○ ○

.... · .... · ○ ○ ○

0 10 20 30 40 50 60 70 80 90 100%

scala di soddisfazione

debole media forte

Note

....

....

....

....

....

....

....

Giorno (....)   Data ...../...../.....

Tempo ☀ ⛅ ☁ 🌧 🌨
○ ○ ○ ○ ○

🌙 zzz ....
Durata del sonno

⚖ ....
Peso

😊 😄 😑 ☹
○ ○ ○ ○
Il mio umore

Colazione 🕐 __:__   Merende 🕐 __:__

....
....
....
....
....

Pranzo 🕐 __:__   Cena 🕐 __:__

....
....
....
....
....

idratazione

Tipo di sport   ⏱ durata   Intensità di esercizio

....   ◯   ◯   ◯

....   ◯   ◯   ◯

....   ◯   ◯   ◯

....   ◯   ◯   ◯

                                                        debole   media   forte

0   10   20   30   40   50   60   70   80   90   100 %

scala di soddisfazione

📋 Note

....

....

....

....

....

....

Giorno (......) Data ...../...../.....

Tempo ☀ ⛅ ☁ 🌧 🌨
        ○   ○   ○   ○   ○

🌙 zᶻᶻ .... ⚖ .... 😊 😄 😑 ☹
                                      ○   ○   ○   ○
Durata del sonno   Peso   Il mio umore

Colazione 🕐 __:__   Merende 🕐 __:__

....
....
....
....
....

Pranzo 🕐 __:__   Cena 🕐 __:__

....
....
....
....
....

idratazione

Tipo di sport   ⏱ durata   Intensità di esercizio

....   ○ ○ ○

....   ○ ○ ○

....   ○ ○ ○

....   ○ ○ ○

0 10 20 30 40 50 60 70 80 90 100 %

debole   media   forte

scala di soddisfazione

📋 Note

....

....

....

....

....

....

....

Giorno (.....)   Data ...../...../.....

Tempo ☀ ⛅ ☁ 🌧 🌨
       ○   ○   ○   ○   ○

🌙 zᶻᶻ ....   ⚖ ....   😊 😄 😑 ☹
Durata del sonno   Peso   ○ ○ ○ ○
                                  Il mio umore

Colazione 🕐 __ : __   Merende 🕐 __ : __

....
....
....
....
....

Pranzo 🕐 __ : __   Cena 🕐 __ : __

....
....
....
....
....

idratazione

Tipo di sport   durata   Intensità di
                                       esercizio

.... ◯ ◯ ◯

.... ◯ ◯ ◯

.... ◯ ◯ ◯

.... ◯ ◯ ◯
                                                   debole media forte

0 10 20 30 40 50 60 70 80 90 100%

scala di soddisfazione

Note

....

....

....

....

....

....

....

Giorno (......)   Data ...../...../....

Tempo ☀ ⛅ ☁ 🌧 🌨
       ○   ○   ○   ○   ○

🌙 zᶻᶻ ....   ⚖ ....   😊 😄 😑 ☹
Durata del sonno   Peso   ○ ○ ○ ○
                                      Il mio umore

Colazione 🕐 __:__   Merende 🕐 __:__

....

....

....

....

....

Pranzo 🕐 __:__   Cena 🕐 __:__

....

....

....

....

....

idratazione

Tipo di sport   durata   Intensità di
                                        esercizio

....   ◯   ◯   ◯

....   ◯   ◯   ◯

....   ◯   ◯   ◯

....   ◯   ◯   ◯

0   10   20   30   40   50   60   70   80   90   100%   debole   media   forte

scala di soddisfazione

Note

....

....

....

....

....

....

Giorno (.....)   Data ...../ ...../ ....

Tempo ☀ ⛅ ☁ 🌧 🌨
       ○ ○ ○ ○ ○

🌙 zzz ....   ⚖ ....   😊 😄 😑 ☹
Durata del sonno   Peso   ○ ○ ○ ○
                                            Il mio umore

Colazione 🕐 __:__   Merende 🕐 __:__

. . . .

. . . .

. . . .

. . . .

. . . .

Pranzo 🕐 __:__   Cena 🕐 __:__

. . . .

. . . .

. . . .

. . . .

. . . .

idratazione

Tipo di sport   durata   Intensità di
                                        esercizio

....   ◯   ◯   ◯

....   ◯   ◯   ◯

....   ◯   ◯   ◯

....   ◯   ◯   ◯

0 10 20 30 40 50 60 70 80 90 100%   debole   media   forte

scala di soddisfazione

Note

....

....

....

....

....

....

....

Giorno (....)   Data ...../...../.....

Tempo ☀ ⛅ ☁ 🌧 🌨
　　　○　　○　　○　　○　　○

🌙 zzz ....   ⚖ ....   😊 😄 😐 😟
　　　　　　　　　　　　　　　　　　　　○　○　○　○

Durata del sonno   Peso   Il mio umore

Colazione 🕐 __:__   Merende 🕐 __:__

....

....

....

....

....

Pranzo 🕐 __:__   Cena 🕐 __:__

....

....

....

....

....

idratazione

Tipo di sport durata Intensità di esercizio

.... ◯ ◯ ◯

.... ◯ ◯ ◯

.... ◯ ◯ ◯

.... ◯ ◯ ◯

                     debole media forte

0 10 20 30 40 50 60 70 80 90 100%

scala di soddisfazione

Note

....

....

....

....

....

....

Giorno (.....) Data ..... / ..... / .....

Tempo ☀ ⛅ ☁ 🌧 🌨
○ ○ ○ ○ ○

💤 .... ⚖ .... 😊 😄 😐 ☹
○ ○ ○ ○
Durata del sonno Peso Il mio umore

Colazione 🕐 __:__   Merende 🕐 __:__

....
....
....
....
....

Pranzo 🕐 __:__   Cena 🕐 __:__

....
....
....
....
....

idratazione

Tipo di sport   durata   Intensità di esercizio

....   ◯   ◯   ◯

....   ◯   ◯   ◯

....   ◯   ◯   ◯

....   ◯   ◯   ◯

0   10   20   30   40   50   60   70   80   90   100%   debole   media   forte

scala di soddisfazione

📋 Note

....

....

....

....

....

....

....

Giorno (......)   Data ...../...../....

Tempo ☀ ⛅ ☁ 🌧 ❄
       ○ ○ ○ ○ ○

🌙 zzz ....   ⚖ ....   😊 😄 😐 ☹
Durata del sonno   Peso   ○ ○ ○ ○
                                        Il mio umore

Colazione 🕐 __:__   Merende 🕐 __:__

....
....
....
....
....

Pranzo 🕐 __:__   Cena 🕐 __:__

....
....
....
....
....

idratazione

Tipo di sport   durata   Intensità di esercizio

....   ○ ○ ○

....   ○ ○ ○

....   ○ ○ ○

....   ○ ○ ○

                                                debole   media   forte

0 10 20 30 40 50 60 70 80 90 100%

scala di soddisfazione

Note

....

....

....

....

....

....

....

Giorno (....)   Data ..../..../....

Tempo ☀ ⛅ ☁ 🌧 🌨
○ ○ ○ ○ ○

🌙 zzz
....
Durata del sonno

Peso ....

Il mio umore
😊 😄 😑 ☹
○ ○ ○ ○

Colazione 🕐 __:__   Merende 🕐 __:__

....
....
....
....
....

Pranzo 🕐 __:__   Cena 🕐 __:__

....
....
....
....
....

idratazione

Tipo di sport   ⏱ durata   Intensità di
                                          esercizio

....   ◯   ◯   ◯

....   ◯   ◯   ◯

....   ◯   ◯   ◯

....   ◯   ◯   ◯

0   10   20   30   40   50   60   70   80   90   100%   debole   media   forte

scala di soddisfazione

📋 Note

....

....

....

....

....

....

....

Giorno (.....)   Data ...../ ...../ .....

Tempo ☀ ⛅ ☁ 🌧 🌨
       ○   ○   ○   ○   ○

🌙zzz ....   ⚖ ....   😊 😄 😑 ☹
                                           ○   ○   ○   ○
Durata del sonno   Peso   Il mio umore

Colazione 🕐 __:__   Merende 🕐 __:__

....
....
....
....
....

Pranzo 🕐 __:__   Cena 🕐 __:__

....
....
....
....
....

idratazione

Tipo di sport   durata   Intensità di
                                       esercizio

.... ◯ ◯ ◯

.... ◯ ◯ ◯

.... ◯ ◯ ◯

.... ◯ ◯ ◯

0 10 20 30 40 50 60 70 80 90 100%   debole media forte

scala di soddisfazione

Note

....

....

....

....

....

....

....

Giorno (.....)   Data ...../ ...../ ....

Tempo ☀ ⛅ ☁ 🌧 🌨
      ○   ○   ○   ○   ○

🌙ᶻᶻᶻ ....   ⚖ ....   😊 😄 😑 ☹
                                               ○   ○   ○   ○
Durata del sonno   Peso   Il mio umore

Colazione 🕐 __:__   Merende 🕐 __:__

....
....
....
....
....

Pranzo 🕐 __:__   Cena 🕐 __:__

....
....
....
....
....

idratazione

Tipo di sport   durata   Intensità di esercizio

....   ○ ○ ○

....   ○ ○ ○

....   ○ ○ ○

....   ○ ○ ○

0   10   20   30   40   50   60   70   80   90   100 %

debole   media   forte

scala di soddisfazione

Note

....

....

....

....

....

....

....

Giorno (.....)   Data ...../ ...../ .....

Tempo ☀ ⛅ ☁ 🌧 🌨
       ○   ○   ○   ○   ○

🌙zzz ....   ⚖ ....   😊 😄 😑 😞
                                          ○   ○   ○   ○
Durata del sonno   Peso   Il mio umore

Colazione 🕐 ___:___   Merende 🕐 ___:___

....
....
....
....
....

Pranzo 🕐 ___:___   Cena 🕐 ___:___

....
....
....
....
....

idratazione

Tipo di sport   durata   Intensità di
                                        esercizio

....   ◯   ◯   ◯

....   ◯   ◯   ◯

....   ◯   ◯   ◯

....   ◯   ◯   ◯

0 10 20 30 40 50 60 70 80 90 100%   debole media forte

scala di soddisfazione

Note

....

....

....

....

....

....

....

Giorno (....)   Data ..../ ..../ ....

Tempo ☀ ⛅ ☁ 🌧 🌨
○   ○   ○   ○   ○

🌙 z_z^z ....   ⚖ ....   ☺ 😄 😑 ☹
○   ○   ○   ○
Durata del sonno   Peso   Il mio umore

Colazione 🕐 __:__   Merende 🕐 __:__

. . . .

. . . .

. . . .

. . . .

. . . .

Pranzo 🕐 __:__   Cena 🕐 __:__

. . . .

. . . .

. . . .

. . . .

. . . .

idratazione

Tipo di sport   ⏱ durata   Intensità di esercizio

....   ◯   ◯   ◯

....   ◯   ◯   ◯

....   ◯   ◯   ◯

....   ◯   ◯   ◯

                                               debole   media   forte

0 10 20 30 40 50 60 70 80 90 100%

scala di soddisfazione

📋 Note

....

....

....

....

....

....

....

Giorno (.....)   Data ...../...../....

Tempo ☀ ⛅ ☁ 🌧 🌨
       ○   ○   ○   ○   ○

🌙 zzz ....   😊 😄 😑 ☹
Durata del sonno   Peso   ○   ○   ○   ○
                                      Il mio umore

Colazione 🕐 __:__   Merende 🕐 __:__

....
....
....
....
....

Pranzo 🕐 __:__   Cena 🕐 __:__

....
....
....
....
....

idratazione

Tipo di sport   durata   Intensità di esercizio

....   ◯   ◯   ◯

....   ◯   ◯   ◯

....   ◯   ◯   ◯

....   ◯   ◯   ◯

                                                       debole   media   forte

0   10   20   30   40   50   60   70   80   90   100 %

scala di soddisfazione

Note

....

....

....

....

....

....

....

Giorno (.....)   Data ...../ ...../ ....

Tempo ☀ ◯ ⛅ ◯ ☁ ◯ 🌧 ◯ 🌨 ◯

🌙 z_z^z ....   ⚖ ....   🙂 ◯ 😄 ◯ 😐 ◯ 🙁 ◯

Durata del sonno   Peso   Il mio umore

Colazione 🕐 __:__   Merende 🕐 __:__

....

....

....

....

....

Pranzo 🕐 __:__   Cena 🕐 __:__

....

....

....

....

....

idratazione

Tipo di sport   ⏱ durata   Intensità di
                                           esercizio

....   ◯   ◯   ◯

....   ◯   ◯   ◯

....   ◯   ◯   ◯

....   ◯   ◯   ◯

                                                              debole   media   forte

0 10 20 30 40 50 60 70 80 90 100%

scala di soddisfazione

📋 Note

....

....

....

....

....

....

....

Giorno (.....)   Data ...../...../....

Tempo ☀ ⛅ ☁ 🌧 🌨
       ○ ○ ○ ○ ○

🌙 zzz ....   ⚖ ....   😊 😄 😐 ☹
                                          ○ ○ ○ ○
Durata del sonno   Peso   Il mio umore

Colazione 🕐 __:__   Merende 🕐 __:__

....
....
....
....
....

Pranzo 🕐 __:__   Cena 🕐 __:__

....
....
....
....
....

idratazione

Tipo di sport   ⏱ durata   Intensità di esercizio

....   ◯   ◯   ◯

....   ◯   ◯   ◯

....   ◯   ◯   ◯

....   ◯   ◯   ◯

                                                       debole   media   forte

0 10 20 30 40 50 60 70 80 90 100%

scala di soddisfazione

📋 Note

....

....

....

....

....

....

....

Giorno (.....)   Data ...../...../.....

Tempo ☀ ⛅ ☁ 🌧 🌨
        ○   ○   ○   ○   ○

🌙 zᵤz ....
Durata del sonno

⚖ ....
Peso

🙂 😄 😑 ☹
○   ○   ○   ○
Il mio umore

Colazione 🕐 __:__

. . . .

. . . .

. . . .

. . . .

. . . .

Merende 🕐 __:__

. . . .

. . . .

. . . .

. . . .

. . . .

Pranzo 🕐 __:__

. . . .

. . . .

. . . .

. . . .

. . . .

Cena 🕐 __:__

. . . .

. . . .

. . . .

. . . .

. . . .

idratazione

Tipo di sport   durata   Intensità di esercizio

....   ○   ○   ○

....   ○   ○   ○

....   ○   ○   ○

....   ○   ○   ○

0 10 20 30 40 50 60 70 80 90 100%   debole   media   forte

scala di soddisfazione

Note

....

....

....

....

....

....

....

Giorno (.....)   Data ...../ ...../ ....

Tempo ☀ ⛅ ☁ 🌧 🌨
       ○ ○ ○ ○ ○

🌙zzz ....   ⚖ ....   😊 😄 😑 ☹
                                         ○ ○ ○ ○
Durata del sonno   Peso   Il mio umore

Colazione 🕐 ___:___   Merende 🕐 ___:___

....
....
....
....
....

Pranzo 🕐 ___:___   Cena 🕐 ___:___

....
....
....
....
....

idratazione

Tipo di sport   ⏱ durata   Intensità di esercizio

....   ◯   ◯   ◯

....   ◯   ◯   ◯

....   ◯   ◯   ◯

....   ◯   ◯   ◯

                                                  debole   media   forte

0 10 20 30 40 50 60 70 80 90 100%

scala di soddisfazione

📋 Note

....

....

....

....

....

....

....

Giorno (....)   Data ...../...../.....

Tempo ☀ ⛅ ☁ 🌧 🌨
       ○   ○   ○   ○   ○

🌙zᴢᶻ ....   ⚖ ....   😊 😄 😑 ☹
                                          ○   ○   ○   ○
Durata del sonno   Peso   Il mio umore

Colazione 🕐 __:__   Merende 🕐 __:__

....

....

....

....

....

Pranzo 🕐 __:__   Cena 🕐 __:__

....

....

....

....

....

idratazione

Tipo di sport   ⏱ durata   Intensità di esercizio

....   ◯   ◯   ◯

....   ◯   ◯   ◯

....   ◯   ◯   ◯

....   ◯   ◯   ◯

                                              debole   media   forte

0 10 20 30 40 50 60 70 80 90 100%

scala di soddisfazione

📋 Note

....

....

....

....

....

....

....

Giorno (....) Data ..... / ..... / ....

Tempo ☀ ⛅ ☁ 🌧 🌨
○ ○ ○ ○ ○

🌙 zzz ....

Durata del sonno

⚖ ....

Peso

☺ 😄 😑 ☹
○ ○ ○ ○

Il mio umore

Colazione 🕐 __:__   Merende 🕐 __:__

....
....
....
....
....

Pranzo 🕐 __:__   Cena 🕐 __:__

....
....
....
....
....

idratazione

Tipo di sport   durata   Intensità di esercizio

....   ◯   ◯   ◯

....   ◯   ◯   ◯

....   ◯   ◯   ◯

....   ◯   ◯   ◯

| 0 | 10 | 20 | 30 | 40 | 50 | 60 | 70 | 80 | 90 | 100% |

debole   media   forte

scala di soddisfazione

Note

....

....

....

....

....

....

....

Giorno (....)   Data ...../...../....

Tempo

Durata del sonno   Peso   Il mio umore

Colazione 🕐 ___:___   Merende 🕐 ___:___

....
....
....
....
....

Pranzo 🕐 ___:___   Cena 🕐 ___:___

....
....
....
....
....

idratazione

Tipo di sport   ⏱ durata   Intensità di esercizio

....   ◯ ◯ ◯

....   ◯ ◯ ◯

....   ◯ ◯ ◯

....   ◯ ◯ ◯

                                                        debole   media   forte

0   10   20   30   40   50   60   70   80   90   100 %

scala di soddisfazione

📋 Note

....

....

....

....

....

....

....

Giorno (.....)   Data ...../ ...../ ....

Tempo ☀ ⛅ ☁ 🌧 🌨
       ○   ○   ○   ○   ○

🌙 z_z^z ....   ⚖ ....   😊 😄 😑 ☹
                                            ○   ○   ○   ○
Durata del sonno   Peso   Il mio umore

Colazione 🕐 __:__   Merende 🕐 __:__

....

....

....

....

....

Pranzo 🕐 __:__   Cena 🕐 __:__

....

....

....

....

....

idratazione

Tipo di sport   durata   Intensità di esercizio

....   ◯   ◯   ◯

....   ◯   ◯   ◯

....   ◯   ◯   ◯

....   ◯   ◯   ◯

debole   media   forte

0 10 20 30 40 50 60 70 80 90 100%

scala di soddisfazione

Note

....

....

....

....

....

....

....

Giorno (....)   Data ...../...../....

Tempo ☀ ⛅ ☁ 🌧 🌨
○ ○ ○ ○ ○

🌙 zzz ....   ⚖ ....   🙂 😄 😑 🙁
○ ○ ○ ○

Durata del sonno   Peso   Il mio umore

Colazione 🕐 __:__   Merende 🕐 __:__

....

....

....

....

....

Pranzo 🕐 __:__   Cena 🕐 __:__

....

....

....

....

....

idratazione

Tipo di sport   durata   Intensità di
                                       esercizio

....   ◯ ◯ ◯

....   ◯ ◯ ◯

....   ◯ ◯ ◯

....   ◯ ◯ ◯

0 10 20 30 40 50 60 70 80 90 100%   debole media forte

scala di soddisfazione

Note

....

....

....

....

....

....

....

Giorno (.....)   Data ...../ ...../ .....

Tempo ☀ ⛅ ☁ 🌧 🌨
      ○   ○   ○   ○   ○

🌙 zzz ....   ⚖ ....   😊 😄 😑 ☹
                                            ○   ○   ○   ○
Durata del sonno   Peso   Il mio umore

Colazione 🕐 __:__   Merende 🕐 __:__

....

....

....

....

....

Pranzo 🕐 __:__   Cena 🕐 __:__

....

....

....

....

....

idratazione

Tipo di sport   durata   Intensità di
                                        esercizio

....   ◯   ◯   ◯

....   ◯   ◯   ◯

....   ◯   ◯   ◯

....   ◯   ◯   ◯

                                                                       debole media forte

0   10   20   30   40   50   60   70   80   90   100%

scala di soddisfazione

Note

....

....

....

....

....

....

....

Giorno (....) Data ...../...../....

Tempo ☀ ⛅ ☁ 🌧 🌨
○ ○ ○ ○ ○

🌙zzz .... 📠 .... 😊 😄 😑 ☹
○ ○ ○ ○
Durata del sonno Peso Il mio umore

Colazione 🕐 __:__ Merende 🕐 __:__

....
....
....
....
....

Pranzo 🕐 __:__ Cena 🕐 __:__

....
....
....
....
....

idratazione

Tipo di sport   durata   Intensità di
                                        esercizio

....   ◯   ◯   ◯

....   ◯   ◯   ◯

....   ◯   ◯   ◯

....   ◯   ◯   ◯

0 10 20 30 40 50 60 70 80 90 100%   debole media forte

scala di soddisfazione

Note

....

....

....

....

....

....

Giorno (....)   Data ..... / ..... / ....

Tempo ☀ ⛅ ☁ 🌧 🌨
         ○   ○   ○   ○   ○

🌙 zzz ....   ⚖ ....   😊 😄 😑 ☹
                                        ○   ○   ○   ○
Durata del sonno   Peso   Il mio umore

Colazione 🕐 __:__   Merende 🕐 __:__

. . . .

. . . .

. . . .

. . . .

. . . .

Pranzo 🕐 __:__   Cena 🕐 __:__

. . . .

. . . .

. . . .

. . . .

. . . .

idratazione

Tipo di sport   durata   Intensità di esercizio

....   ◯   ◯   ◯

....   ◯   ◯   ◯

....   ◯   ◯   ◯

....   ◯   ◯   ◯

0 10 20 30 40 50 60 70 80 90 100%   debole media forte

scala di soddisfazione

Note

....

....

....

....

....

....

....

Giorno (......)   Data ...../...../....

Tempo ☀ ⛅ ☁ 🌧 🌨
 ○ ○ ○ ○ ○

🌙 zzz ....   ⚖ ....   😊 😄 😑 ☹
 ○ ○ ○ ○
Durata del sonno   Peso   Il mio umore

Colazione 🕐 ___:___   Merende 🕐 ___:___

....

....

....

....

....

Pranzo 🕐 ___:___   Cena 🕐 ___:___

....

....

....

....

....

idratazione

Tipo di sport   durata   Intensità di esercizio

....   ◯   ◯   ◯

....   ◯   ◯   ◯

....   ◯   ◯   ◯

....   ◯   ◯   ◯

0 10 20 30 40 50 60 70 80 90 100%

debole   media   forte

scala di soddisfazione

Note

....

....

....

....

....

....

....

Giorno (.....) Data ...../ ...../ .....

Tempo
☀ ⛅ ☁ 🌧 🌨
○   ○   ○   ○   ○

🌙 zᶻᶻ ....   😊 😄 😐 ☹
                                             ○   ○   ○   ○

Durata del sonno   **Peso**   **Il mio umore**

Colazione 🕐 ___:___   Merende 🕐 ___:___

....

....

....

....

....

Pranzo 🕐 ___:___   Cena 🕐 ___:___

....

....

....

....

idratazione

Tipo di sport   🕐 durata   Intensità di esercizio

....   ◯   ◯   ◯

....   ◯   ◯   ◯

....   ◯   ◯   ◯

....   ◯   ◯   ◯

                                                     debole   media   forte

0 10 20 30 40 50 60 70 80 90 100 %

scala di soddisfazione

📋 Note

....

....

....

....

....

....

....

Giorno (.....)　　　Data ...../ ...../ ....

Tempo ☀ ⛅ ☁ 🌧 🌨
　　　 ○　　○　　○　　○　　○

🌙 z z z ....　　⚖ ....　　😊 😄 😑 ☹
Durata del sonno　　　Peso　　　○　 ○　 ○　 ○
　　　　　　　　　　　　　　　　　Il mio umore

Colazione 🕐 __:__　　Merende 🕐 __:__

....

....

....

....

....

Pranzo 🕐 __:__　　Cena 🕐 __:__

....

....

....

....

....

idratazione

Tipo di sport   durata   Intensità di esercizio

....   ○   ○   ○

....   ○   ○   ○

....   ○   ○   ○

....   ○   ○   ○

0   10   20   30   40   50   60   70   80   90   100%

                                debole   media   forte

scala di soddisfazione

Note

....

....

....

....

....

....

....

Giorno (.....)   Data ...../ ...../ ....

Tempo ☀ ⛅ ☁ 🌧 🌨
      ○ ○ ○ ○ ○

🌙 z z z ....
Durata del sonno

⚖ ....
Peso

😊 😄 😑 ☹
○ ○ ○ ○
Il mio umore

Colazione 🕐 __:__   Merende 🕐 __:__

....
....
....
....
....

Pranzo 🕐 __:__   Cena 🕐 __:__

....
....
....
....
....

idratazione

Tipo di sport   ⏱ durata   Intensità di esercizio

....   ◯   ◯   ◯

....   ◯   ◯   ◯

....   ◯   ◯   ◯

....   ◯   ◯   ◯

0 10 20 30 40 50 60 70 80 90 100%   debole media forte

scala di soddisfazione

📋 Note

....

....

....

....

....

....

....

Giorno (.....)　　　Data ...../...../.....

Tempo ☀ ○　⛅ ○　☁ ○　🌧 ○　🌨 ○

🌙 zzz ....　⚖ ....　😊 ○　😄 ○　😑 ○　☹ ○
Durata del sonno　Peso　Il mio umore

Colazione 🕐 __:__　　Merende 🕐 __:__

....　...................... ....
....　...................... ....
....　...................... ....
....　...................... ....
....　...................... ....

Pranzo 🕐 __:__　　Cena 🕐 __:__

....　...................... ....
....　...................... ....
....　...................... ....
....　...................... ....
....　...................... ....

idratazione

Tipo di sport   durata   Intensità di
                                        esercizio

....   ◯   ◯   ◯

....   ◯   ◯   ◯

....   ◯   ◯   ◯

....   ◯   ◯   ◯

0   10   20   30   40   50   60   70   80   90   100%   debole   media   forte

scala di soddisfazione

Note

....

....

....

....

....

....

....

Giorno (....)   Data ...../...../.....

Tempo ☀ ⛅ ☁ 🌧 🌨
       ○ ○ ○ ○ ○

🌙 zzᶻ ....   ⚖ ....   😊 😄 😑 ☹
Durata del sonno   Peso   ○ ○ ○ ○
                                        Il mio umore

Colazione 🕐 __:__   Merende 🕐 __:__

....
....
....
....
....

Pranzo 🕐 __:__   Cena 🕐 __:__

....
....
....
....
....

idratazione

Tipo di sport   durata   Intensità di
                                       esercizio

....   ◯   ◯   ◯

....   ◯   ◯   ◯

....   ◯   ◯   ◯

....   ◯   ◯   ◯

0 10 20 30 40 50 60 70 80 90 100%   debole media forte

scala di soddisfazione

Note

....

....

....

....

....

....

....

Giorno (....)   Data ..../ ..../ ....

Tempo ☀ ○   ⛅ ○   ☁ ○   🌧 ○   🌨 ○

🌙 z z z ....   ⚖ ....   😊 ○ 😄 ○ 😑 ○ 😟 ○

Durata del sonno   Peso   Il mio umore

Colazione 🕐 __:__   Merende 🕐 __:__

....

....

....

....

....

Pranzo 🕐 __:__   Cena 🕐 __:__

....

....

....

....

....

idratazione

Tipo di sport   durata   Intensità di esercizio

....   ◯   ◯   ◯

....   ◯   ◯   ◯

....   ◯   ◯   ◯

....   ◯   ◯   ◯

0 10 20 30 40 50 60 70 80 90 100 %

                    debole   media   forte

scala di soddisfazione

Note

....

....

....

....

....

....

....

Giorno (....)   Data ..../ ..../ ....

Tempo ☀ ⛅ ☁ 🌧 🌨
        ○   ○   ○   ○   ○

🌙 zᶻᶻ ....   ⚖ ....   😊 😄 😑 ☹
Durata del sonno   Peso   ○   ○   ○   ○
                                            Il mio umore

Colazione 🕐 __:__   Merende 🕐 __:__

....

....

....

....

....

Pranzo 🕐 __:__   Cena 🕐 __:__

....

....

....

....

....

idratazione

Tipo di sport   ⏱ durata   Intensità di esercizio

....   ◯ ◯ ◯

....   ◯ ◯ ◯

....   ◯ ◯ ◯

....   ◯ ◯ ◯

          debole   media   forte

0 10 20 30 40 50 60 70 80 90 100 %

scala di soddisfazione

📋 Note

....

....

....

....

....

....

....

Giorno (.....)   Data ...../ ...../ .....

Tempo ☀ ⛅ ☁ 🌧 🌨
      ○   ○   ○   ○   ○

🌙 z_zz ....   ⚖ ....   😊 😄 😑 ☹
                                              ○   ○   ○   ○
Durata del sonno   Peso   Il mio umore

Colazione 🕐 __:__   Merende 🕐 __:__

....

....

....

....

....

Pranzo 🕐 __:__   Cena 🕐 __:__

....

....

....

....

....

idratazione

Tipo di sport   ⏱ durata   Intensità di esercizio

.... ◯ ◯ ◯

.... ◯ ◯ ◯

.... ◯ ◯ ◯

.... ◯ ◯ ◯

0 10 20 30 40 50 60 70 80 90 100%   debole media forte

scala di soddisfazione

📋 Note

....

....

....

....

....

....

....

Giorno (....)   Data ...../...../.....

Tempo
☀ ○   ⛅ ○   ☁ ○   🌧 ○   🌨 ○

🌙 zzz ....
Durata del sonno

⚖ ....
Peso

😊 ○   😄 ○   😐 ○   ☹ ○
Il mio umore

Colazione 🕐 ___:___

. . . .

. . . .

. . . .

. . . .

. . . .

Merende 🕐 ___:___

. . . .

. . . .

. . . .

. . . .

. . . .

Pranzo 🕐 ___:___

. . . .

. . . .

. . . .

. . . .

. . . .

Cena 🕐 ___:___

. . . .

. . . .

. . . .

. . . .

. . . .

idratazione

Tipo di sport   ⏱ durata   Intensità di esercizio

....   ◯   ◯   ◯

....   ◯   ◯   ◯

....   ◯   ◯   ◯

....   ◯   ◯   ◯

                                                 debole   media   forte

0 10 20 30 40 50 60 70 80 90 100%

scala di soddisfazione

📋 Note

....

....

....

....

....

....

....

Giorno (....)   Data ...../...../....

Tempo ☀ ⛅ ☁ 🌧 🌨
        ○   ○   ○   ○   ○

🌙zzᶻ ....   ⚖ ....   😊 😄 😑 🙁
                                                 ○   ○   ○   ○
Durata del sonno   Peso   Il mio umore

Colazione 🕐 __:__   Merende 🕐 __:__

....

....

....

....

....

Pranzo 🕐 __:__   Cena 🕐 __:__

....

....

....

....

....

idratazione

Tipo di sport   ⏱ durata   Intensità di esercizio

....   ○ ○ ○

....   ○ ○ ○

....   ○ ○ ○

....   ○ ○ ○

debole	media	forte

0   10   20   30   40   50   60   70   80   90   100%

scala di soddisfazione

📋 Note

....

....

....

....

....

....

....

Giorno (....) Data ...../ ...../ ....

Tempo ☀ ⛅ ☁ 🌧 🌨
 ○ ○ ○ ○ ○

🌙 zzz .... ⚖ .... 😊 😄 😑 ☹
 ○ ○ ○ ○
Durata del sonno Peso Il mio umore

Colazione 🕐 ___:___   Merende 🕐 ___:___

....
....
....
....
....

Pranzo 🕐 ___:___   Cena 🕐 ___:___

....
....
....
....
....

idratazione

Tipo di sport   durata   Intensità di esercizio

....   ◯   ◯   ◯

....   ◯   ◯   ◯

....   ◯   ◯   ◯

....   ◯   ◯   ◯

0 10 20 30 40 50 60 70 80 90 100%

         debole   media   forte

scala di soddisfazione

Note

....

....

....

....

....

....

....

Giorno (.....)   Data ...../ ...../ ....

Tempo ☀ ○   ⛅ ○   ☁ ○   🌧 ○   🌨 ○

🌙 zᶻᶻ ....
Durata del sonno

⚖ ....
Peso

☺ ○   😄 ○   😑 ○   ☹ ○
Il mio umore

Colazione 🕐 __:__   Merende 🕐 __:__

....
....
....
....
....

Pranzo 🕐 __:__   Cena 🕐 __:__

....
....
....
....
....

idratazione

Tipo di sport   ⏱ durata   Intensità di esercizio

....   ◯ ◯ ◯

....   ◯ ◯ ◯

....   ◯ ◯ ◯

....   ◯ ◯ ◯

                                              debole   media   forte

0 10 20 30 40 50 60 70 80 90 100%

scala di soddisfazione

📋 Note

....

....

....

....

....

....

....

Giorno (....)   Data ..... / ..... / .....

Tempo ☀ ⛅ ☁ 🌧 🌨
      ○ ○ ○ ○ ○

🌙 z z z ....   ⚖ ....   😊 😄 😑 🙁
                                                    ○   ○   ○   ○
Durata del sonno   Peso   Il mio umore

Colazione 🕐 __:__   Merende 🕐 __:__

....
....
....
....
....

Pranzo 🕐 __:__   Cena 🕐 __:__

....
....
....
....
....

idratazione

Tipo di sport   durata   Intensità di esercizio

....   ◯   ◯   ◯

....   ◯   ◯   ◯

....   ◯   ◯   ◯

....   ◯   ◯   ◯

0   10   20   30   40   50   60   70   80   90   100%   debole   media   forte

scala di soddisfazione

Note

....

....

....

....

....

....

....

Giorno (....)　　　Data ..... / ..... / ....

Tempo ☀ ⛅ ☁ 🌧 🌨
　　　　○　○　○　○　○

🌙 zzz ....　　⚖ ....　　😊 😄 😑 ☹
　　　　　　　　　　　　　　　　　　　　○　○　○　○
Durata del sonno　　Peso　　Il mio umore

Colazione 🕐 __:__　　Merende 🕐 __:__

....　..............................
....　..............................
....　..............................
....　..............................
....　..............................

Pranzo 🕐 __:__　　Cena 🕐 __:__

....　..............................
....　..............................
....　..............................
....　..............................
....　..............................

idratazione

Tipo di sport   durata   Intensità di esercizio

....   ◯   ◯   ◯

....   ◯   ◯   ◯

....   ◯   ◯   ◯

....   ◯   ◯   ◯

0 10 20 30 40 50 60 70 80 90 100%

debole   media   forte

scala di soddisfazione

Note

....

....

....

....

....

....

....

Giorno (....)   Data ...../...../....

Tempo ☀ ⛅ ☁ 🌧 🌨
       ○   ○   ○   ○   ○

🌙zᶻᶻ ....   ⚖ ....   😊 😄 😑 ☹
Durata del sonno   Peso   ○ ○ ○ ○
                                     Il mio umore

Colazione 🕐 __:__   Merende 🕐 __:__

....
....
....
....
....

Pranzo 🕐 __:__   Cena 🕐 __:__

....
....
....
....
....

idratazione

Tipo di sport   ⏱ durata   Intensità di
                                          esercizio

....   ◯   ◯   ◯

....   ◯   ◯   ◯

....   ◯   ◯   ◯

....   ◯   ◯   ◯

0   10   20   30   40   50   60   70   80   90   100%   debole   media   forte

scala di soddisfazione

📋 Note

....

....

....

....

....

....

....

Giorno (.....)　　　　Data ...../...../.....

Tempo ☀ ⛅ ☁ 🌧 🌨
　　　　 ○　 ○　 ○　 ○　 ○

🌙 z_z^z ....　　⚖ ....　　😊 😄 😑 ☹
　　　　　　　　　　　　　　　　　 ○　 ○　 ○　 ○
Durata del sonno　　　Peso　　　Il mio umore

Colazione 🕐 __:__　　Merende 🕐 __:__

....　...........................
....　...........................
....　...........................
....　...........................
....　...........................

Pranzo 🕐 __:__　　Cena 🕐 __:__

....　...........................
....　...........................
....　...........................
....　...........................
....　...........................

idratazione

Tipo di sport   ⏱ durata   Intensità di esercizio

....   ◯ ◯ ◯

....   ◯ ◯ ◯

....   ◯ ◯ ◯

....   ◯ ◯ ◯

                                                                 debole   media   forte

0 10 20 30 40 50 60 70 80 90 100%

scala di soddisfazione

📋 Note

....

....

....

....

....

....

....

Giorno (....)   Data ...../ ...../ ....

Tempo ☀ ○ ⛅ ○ ☁ ○ 🌧 ○ 🌨 ○

🌙 zzz ....   ⚖ ....   🙂 ○ 😄 ○ 😑 ○ ☹ ○

Durata del sonno   Peso   Il mio umore

Colazione 🕐 __:__   Merende 🕐 __:__

....

....

....

....

....

Pranzo 🕐 __:__   Cena 🕐 __:__

....

....

....

....

....

idratazione

Tipo di sport   ⏱ durata   Intensità di esercizio

.... ○   ○   ○

.... ○   ○   ○

.... ○   ○   ○

.... ○   ○   ○

0   10   20   30   40   50   60   70   80   90   100%

debole   media   forte

scala di soddisfazione

📋 Note

....

....

....

....

....

....

....

Giorno (.....)   Data ...../ ...../ .....

Tempo ☀ ⛅ ☁ 🌧 🌨
       ○   ○   ○   ○   ○

🌙 zᵤᶻ ....   ⚖ ....   😊 😄 😑 ☹
Durata del sonno   Peso   ○ ○ ○ ○
                                      Il mio umore

Colazione 🕐 __:__   Merende 🕐 __:__

....

....

....

....

....

Pranzo 🕐 __:__   Cena 🕐 __:__

....

....

....

....

....

idratazione

Tipo di sport   ⏱ durata   Intensità di esercizio

.... ◯ ◯ ◯

.... ◯ ◯ ◯

.... ◯ ◯ ◯

.... ◯ ◯ ◯

0 10 20 30 40 50 60 70 80 90 100%   debole media forte

scala di soddisfazione

📋 Note

....

....

....

....

....

....

Giorno (....)   Data ..... / ..... / .....

Tempo ☀ ⛅ ☁ 🌧 🌨
      ○   ○   ○   ○   ○

🌙 z_z^z ....   ⚖ ....   😊 😄 😑 ☹
                                              ○ ○ ○ ○
Durata del sonno   Peso   Il mio umore

Colazione 🕐 ___:___   Merende 🕐 ___:___

....
....
....
....
....

Pranzo 🕐 ___:___   Cena 🕐 ___:___

....
....
....
....
....

idratazione

Tipo di sport

⏱ durata

Intensità di esercizio

.... ◯ ◯ ◯

.... ◯ ◯ ◯

.... ◯ ◯ ◯

.... ◯ ◯ ◯

| 0 | 10 | 20 | 30 | 40 | 50 | 60 | 70 | 80 | 90 | 100% |

debole   media   forte

scala di soddisfazione

📋 Note

....

....

....

....

....

....

....

Giorno (....)   Data ...../ ...../ ....

Tempo ☀ ⛅ ☁ 🌧 🌨
        ○   ○   ○   ○   ○

🌙 zzz ....   ⚖ ....   😊 😄 😑 ☹
Durata del sonno   Peso   ○ ○ ○ ○
                                          Il mio umore

Colazione 🕐 __:__   Merende 🕐 __:__

....

....

....

....

....

Pranzo 🕐 __:__   Cena 🕐 __:__

....

....

....

....

....

idratazione

Tipo di sport

⏱ durata

Intensità di esercizio

○	○	○
○	○	○
○	○	○
○	○	○
debole	media	forte

0 10 20 30 40 50 60 70 80 90 100%

scala di soddisfazione

📋 Note

Giorno (.....)　　　　Data ...../ ...../ .....

Tempo　☀ ⛅ ☁ 🌧 🌨
　　　○　○　○　○　○

🌙zᵤz ....　　⚖ ....　　😊 😄 😑 😟
Durata del sonno　　Peso　　　○　○　○　○
　　　　　　　　　　　　　　Il mio umore

Colazione 🕐 __:__　　Merende 🕐 __:__

....　....................................

....　....................................

....　....................................

....　....................................

....　....................................

Pranzo 🕐 __:__　　Cena 🕐 __:__

....　....................................

....　....................................

....　....................................

....　....................................

....　....................................

idratazione

Tipo di sport   durata   Intensità di esercizio

....   ◯   ◯   ◯

....   ◯   ◯   ◯

....   ◯   ◯   ◯

....   ◯   ◯   ◯

                                              debole   media   forte

0   10   20   30   40   50   60   70   80   90   100%

scala di soddisfazione

Note

....

....

....

....

....

....

....

Giorno (....)   Data ...../...../.....

Tempo ☀ ⛅ ☁ 🌧 🌨
       ○   ○   ○   ○   ○

💤 ....   ⚖ ....   😊 😄 😑 ☹
Durata del sonno   Peso   ○   ○   ○   ○
                                        Il mio umore

Colazione 🕐 __:__   Merende 🕐 __:__

....
....
....
....
....

Pranzo 🕐 __:__   Cena 🕐 __:__

....
....
....
....

idratazione

Tipo di sport   ⏱ durata   Intensità di esercizio

....   ◯ ◯ ◯

....   ◯ ◯ ◯

....   ◯ ◯ ◯

....   ◯ ◯ ◯

                                                          debole   media   forte

0 10 20 30 40 50 60 70 80 90 100%

scala di soddisfazione

📋 Note

....

....

....

....

....

....

....

Giorno (.....)   Data ...../ ...../ ....

Tempo ☀ ⛅ ☁ 🌧 🌨
○ ○ ○ ○ ○

🌙 zzz ....   ⚖ ....   😊 😄 😑 ☹
○ ○ ○ ○
Durata del sonno   Peso   Il mio umore

Colazione 🕐 __:__   Merende 🕐 __:__

....

....

....

....

....

Pranzo 🕐 __:__   Cena 🕐 __:__

....

....

....

....

....

idratazione

Tipo di sport   durata   Intensità di
                                       esercizio

....   ○   ○   ○

....   ○   ○   ○

....   ○   ○   ○

....   ○   ○   ○

                                                 debole   media   forte

0   10   20   30   40   50   60   70   80   90   100%

scala di soddisfazione

Note

....

....

....

....

....

....

....

Giorno (....)   Data ...../...../.....

Tempo ☀ ⛅ ☁ 🌧 🌨
         ○   ○   ○   ○   ○

🌙zzz ....   ⚖ ....   😊 😄 😑 ☹
                                                ○   ○   ○   ○
Durata del sonno   Peso   Il mio umore

Colazione 🕐 __:__   Merende 🕐 __:__

....

....

....

....

....

Pranzo 🕐 __:__   Cena 🕐 __:__

....

....

....

....

....

idratazione

Tipo di sport   ⏱ durata   Intensità di esercizio

....   ◯   ◯   ◯

....   ◯   ◯   ◯

....   ◯   ◯   ◯

....   ◯   ◯   ◯

                                                                                   debole media forte

0   10   20   30   40   50   60   70   80   90   100%

scala di soddisfazione

📋 Note

....

....

....

....

....

....

....

Giorno (.....)   Data ...../ ...../ ....

Tempo ☀ ⛅ ☁ 🌧 🌨
        ○   ○   ○   ○   ○

🌙 zzz ....   😊 😄 😑 ☹
Durata del sonno   Peso   ○   ○   ○   ○
                                Il mio umore

Colazione 🕐 __:__   Merende 🕐 __:__

....

....

....

....

....

Pranzo 🕐 __:__   Cena 🕐 __:__

....

....

....

....

....

idratazione

Tipo di sport   ⏱ durata   Intensità di esercizio

....   ◯   ◯   ◯

....   ◯   ◯   ◯

....   ◯   ◯   ◯

....   ◯   ◯   ◯

                                                         debole   media   forte

0   10   20   30   40   50   60   70   80   90   100 %

scala di soddisfazione

📋 Note

....

....

....

....

....

....

....

Giorno (....)   Data ...../...../....

Tempo ☀ ⛅ ☁ 🌧 🌨
○   ○   ○   ○   ○

🌙 zzz ....

Durata del sonno

⚖ ....

Peso

😊 😄 😑 ☹
○   ○   ○   ○

Il mio umore

Colazione 🕐 __:__   Merende 🕐 __:__

....
....
....
....
....

Pranzo 🕐 __:__   Cena 🕐 __:__

....
....
....
....
....

idratazione

Tipo di sport　　⏱ durata　　Intensità di esercizio

.... 　　.............. 　　○ ○ ○

.... 　　.............. 　　○ ○ ○

.... 　　.............. 　　○ ○ ○

.... 　　.............. 　　○ ○ ○

　　　　　　　　　　　　　　　　　　debole　media　forte

0　10　20　30　40　50　60　70　80　90　100%

scala di soddisfazione

📋 Note

....

....

....

....

....

....

....

Giorno (....)　　　　Data ...../...../....

Tempo ☀ 🌤 ☁ 🌧 🌨
　　　　○　　○　　○　　○　　○

🌙 zzz ....　⚖ ....　🙂 😄 😑 😞
　　　　　　　　　　　　　　　　　　　○　○　○　○
Durata del sonno　　Peso　　Il mio umore

Colazione 🕐 __:__　　Merende 🕐 __:__

....　...................... ....

....　...................... ....

....　...................... ....

....　...................... ....

....　...................... ....

Pranzo 🕐 __:__　　Cena 🕐 __:__

....　...................... ....

....　...................... ....

....　...................... ....

....　...................... ....

....　...................... ....

idratazione

Tipo di sport   ⏱ durata   Intensità di esercizio

....   ◯   ◯   ◯

....   ◯   ◯   ◯

....   ◯   ◯   ◯

....   ◯   ◯   ◯

                                                          debole   media   forte

0   10   20   30   40   50   60   70   80   90   100%

scala di soddisfazione

📋 Note

....

....

....

....

....

....

....

Giorno (.....)　　　Data ...../ ..... / .....

Tempo ☀ ⛅ ☁ 🌧 🌨
　　　　○　　○　　○　　○　　○

🌙zzz ....　　⚖ ....　　😊 😄 😑 ☹
Durata del sonno　　Peso　　　○　○　○　○
　　　　　　　　　　　　　　　Il mio umore

Colazione 🕐 __:__　　Merende 🕐 __:__

....　..
....　..
....　..
....　..
....　..

Pranzo 🕐 __:__　　Cena 🕐 __:__

....　..
....　..
....　..
....　..
....　..

idratazione

Tipo di sport   durata   Intensità di esercizio

....   ◯   ◯   ◯

....   ◯   ◯   ◯

....   ◯   ◯   ◯

....   ◯   ◯   ◯

                                               debole   media   forte

0 10 20 30 40 50 60 70 80 90 100%

scala di soddisfazione

Note

....

....

....

....

....

....

....

Giorno (....)　　　　Data ...../ ...../ ....

Tempo ☀ ⛅ ☁ 🌧 🌨
　　　○　○　○　○　○

💤 .... 　　⚖ ....　　😊 😄 😑 ☹
　　　　　　　　　　　　　　　　　○　○　○　○
Durata del sonno　　Peso　　Il mio umore

Colazione 🕐 __:__　　Merende 🕐 __:__

....
....
....
....
....

Pranzo 🕐 __:__　　Cena 🕐 __:__

....
....
....
....
....

idratazione

Tipo di sport   durata   Intensità di esercizio

.... ◯ ◯ ◯

.... ◯ ◯ ◯

.... ◯ ◯ ◯

.... ◯ ◯ ◯

0 10 20 30 40 50 60 70 80 90 100%   debole media forte

scala di soddisfazione

Note

....

....

....

....

....

....

....

Giorno (.....)   Data ...../ ...../ .....

Tempo ☀ ⛅ ☁ 🌧 🌨
        ○   ○   ○   ○   ○

💤 ....   ⚖ ....   😊 😄 😑 ☹
                                              ○   ○   ○   ○
Durata del sonno   Peso   Il mio umore

Colazione 🕐 __:__   Merende 🕐 __:__

....

....

....

....

....

Pranzo 🕐 __:__   Cena 🕐 __:__

....

....

....

....

....

idratazione

Tipo di sport

⏱ durata

Intensità di esercizio

....   ◯   ◯   ◯

....   ◯   ◯   ◯

....   ◯   ◯   ◯

....   ◯   ◯   ◯

| 0 | 10 | 20 | 30 | 40 | 50 | 60 | 70 | 80 | 90 | 100% |

debole   *media*   *forte*

scala di soddisfazione

📋 Note

....

....

....

....

....

....

....

Giorno (....)   Data ..../ ..../ ....

Tempo ☀ ⛅ ☁ 🌧 🌨
      ○   ○   ○   ○   ○

🌙 zzz ....   ⚖ ....   😊 😄 😑 ☹
                                          ○   ○   ○   ○
Durata del sonno   Peso   Il mio umore

Colazione 🕐 __:__   Merende 🕐 __:__

....
....
....
....
....

Pranzo 🕐 __:__   Cena 🕐 __:__

....
....
....
....
....

idratazione

Tipo di sport   ⏱ durata   Intensità di esercizio

.... ○ ○ ○

.... ○ ○ ○

.... ○ ○ ○

.... ○ ○ ○

0 10 20 30 40 50 60 70 80 90 100%   debole media forte

scala di soddisfazione

📋 Note

....

....

....

....

....

....

....

Giorno (.....)   Data ...../ ...../ .....

Tempo ☀ ⛅ ☁ 🌧 🌨
       ○   ○   ○   ○   ○

🌙 z z z ....   ⚖ ....   😊 😄 😌 ☹
                                                      ○   ○   ○   ○
Durata del sonno   Peso   Il mio umore

Colazione 🕐 __:__   Merende 🕐 __:__

· · · · · · · · · · · · · · · ·   · · · · · · · · · ·   · · · · · · · · · · · · · · · ·   · · · · · · · · · ·

· · · · · · · · · · · · · · · ·   · · · · · · · · · ·   · · · · · · · · · · · · · · · ·   · · · · · · · · · ·

· · · · · · · · · · · · · · · ·   · · · · · · · · · ·   · · · · · · · · · · · · · · · ·   · · · · · · · · · ·

· · · · · · · · · · · · · · · ·   · · · · · · · · · ·   · · · · · · · · · · · · · · · ·   · · · · · · · · · ·

· · · · · · · · · · · · · · · ·   · · · · · · · · · ·   · · · · · · · · · · · · · · · ·   · · · · · · · · · ·

Pranzo 🕐 __:__   Cena 🕐 __:__

· · · · · · · · · · · · · · · ·   · · · · · · · · · ·   · · · · · · · · · · · · · · · ·   · · · · · · · · · ·

· · · · · · · · · · · · · · · ·   · · · · · · · · · ·   · · · · · · · · · · · · · · · ·   · · · · · · · · · ·

· · · · · · · · · · · · · · · ·   · · · · · · · · · ·   · · · · · · · · · · · · · · · ·   · · · · · · · · · ·

· · · · · · · · · · · · · · · ·   · · · · · · · · · ·   · · · · · · · · · · · · · · · ·   · · · · · · · · · ·

· · · · · · · · · · · · · · · ·   · · · · · · · · · ·   · · · · · · · · · · · · · · · ·   · · · · · · · · · ·

idratazione

Tipo di sport   durata   Intensità di esercizio

....   ◯   ◯   ◯

....   ◯   ◯   ◯

....   ◯   ◯   ◯

....   ◯   ◯   ◯

                                                     debole   media   forte

0   10   20   30   40   50   60   70   80   90   100%

scala di soddisfazione

Note

....

....

....

....

....

....

....

Giorno (....)   Data ..../..../....

Tempo ☀ ⛅ ☁ 🌧 🌨
○   ○   ○   ○   ○

🌙 z_z^z ....   😊 😄 😐 ☹
Durata del sonno   Peso   ○ ○ ○ ○
                                        Il mio umore

Colazione 🕐 __:__   Merende 🕐 __:__

....

....

....

....

....

Pranzo 🕐 __:__   Cena 🕐 __:__

....

....

....

....

....

idratazione

Tipo di sport   durata   Intensità di esercizio

....   ◯ ◯ ◯

....   ◯ ◯ ◯

....   ◯ ◯ ◯

....   ◯ ◯ ◯

                                                               debole   media   forte

0 10 20 30 40 50 60 70 80 90 100 %

scala di soddisfazione

Note

....

....

....

....

....

....

....

Giorno (.....) Data ...../...../.....

Tempo ☀ ⛅ ☁ 🌧 🌨
○ ○ ○ ○ ○

🌙 z z z .... ⚖ .... 😊 😄 😑 ☹
Durata del sonno Peso ○ ○ ○ ○
Il mio umore

Colazione 🕐 __:__ Merende 🕐 __:__

....
....
....
....
....

Pranzo 🕐 __:__ Cena 🕐 __:__

....
....
....
....
....

idratazione

Tipo di sport · durata · Intensità di esercizio

.... · .... · ◯ ◯ ◯

.... · .... · ◯ ◯ ◯

.... · .... · ◯ ◯ ◯

.... · .... · ◯ ◯ ◯

debole · media · forte

0 10 20 30 40 50 60 70 80 90 100%

scala di soddisfazione

Note

....

....

....

....

....

....

....

Giorno (.....)　　　　　Data ...../ ...../ .....

Tempo ☀ ⛅ ☁ 🌧 🌨
　　　　○　　○　　○　　○　　○

🌙 z_z^z .... 　　⚖ ....　　😊 😄 😐 ☹
　　　　　　　　　　　　　　　　○　○　○　○
Durata del sonno　　　　Peso　　　　Il mio umore

Colazione 🕐 __:__　　Merende 🕐 __:__

....　...........　...........................　...........
....　...........　...........................　...........
....　...........　...........................　...........
....　...........　...........................　...........
....　...........　...........................　...........

Pranzo 🕐 __:__　　　Cena 🕐 __:__

....　...........　...........................　...........
....　...........　...........................　...........
....　...........　...........................　...........
....　...........　...........................　...........

idratazione

Tipo di sport   ⏱ durata   Intensità di
                                          esercizio

.... ◯ ◯ ◯

.... ◯ ◯ ◯

.... ◯ ◯ ◯

.... ◯ ◯ ◯

0   10   20   30   40   50   60   70   80   90   100%   debole media forte

scala di soddisfazione

📋 Note

....

....

....

....

....

....

....

Giorno (.....)　　　　Data ...../...../.....

Tempo ☀ ⛅ ☁ 🌧 🌨
　　　　○　　○　　○　　○　　○

🌙 zᶻᶻ ....　⚖ ....　😊 😄 😑 🙁
　　　　　　　　　　　　　　○　○　○　○
Durata del sonno　　Peso　　Il mio umore

Colazione 🕐 __:__　　Merende 🕐 __:__

....　.............　.......................　.............

....　.............　.......................　.............

....　.............　.......................　.............

....　.............　.......................　.............

....　.............　.......................　.............

Pranzo 🕐 __:__　　Cena 🕐 __:__

....　.............　.......................　.............

....　.............　.......................　.............

....　.............　.......................　.............

....　.............　.......................　.............

....　.............　.......................　.............

idratazione

Tipo di sport   durata   Intensità di esercizio

.... ○   ○   ○

.... ○   ○   ○

.... ○   ○   ○

.... ○   ○   ○

0   10   20   30   40   50   60   70   80   90   100%   debole   media   forte

scala di soddisfazione

Note

....

....

....

....

....

....

....

Giorno (.....)   Data ...../...../.....

Tempo ☀ ⛅ ☁ 🌧 🌨
        ○   ○   ○   ○   ○

🌙 zᶻᶻ ....   ⚖ ....   😊 😄 😑 🙁
                                          ○   ○   ○   ○
Durata del sonno   Peso   Il mio umore

Colazione 🕐 __:__   Merende 🕐 __:__

....
....
....
....
....

Pranzo 🕐 __:__   Cena 🕐 __:__

....
....
....
....

idratazione

Tipo di sport   ⏱ durata   Intensità di esercizio

....   ◯   ◯   ◯

....   ◯   ◯   ◯

....   ◯   ◯   ◯

....   ◯   ◯   ◯

0   10   20   30   40   50   60   70   80   90   100 %

debole   media   forte

scala di soddisfazione

📋 Note

....

....

....

....

....

....

....

Giorno (.....)   Data ...../...../....

Tempo ☀ ⛅ ☁ 🌧 🌨
        ○   ○   ○   ○   ○

🌙 zzᶻ ....   ⚖ ....   😊 😄 😐 ☹
                                          ○   ○   ○   ○
Durata del sonno   Peso   Il mio umore

Colazione 🕐 __:__   Merende 🕐 __:__

....
....
....
....
....

Pranzo 🕐 __:__   Cena 🕐 __:__

....
....
....
....

idratazione

Tipo di sport   durata   Intensità di esercizio

....   ◯   ◯   ◯

....   ◯   ◯   ◯

....   ◯   ◯   ◯

....   ◯   ◯   ◯

0   10   20   30   40   50   60   70   80   90   100%

debole   media   forte

scala di soddisfazione

Note

....

....

....

....

....

....

....

Giorno (.....)   Data ...../...../....

Tempo ☀ ⛅ ☁ 🌧 🌨
        ○   ○   ○   ○   ○

🌙 zzz ....   ⚖ ....   😊 😄 😑 ☹
                                            ○   ○   ○   ○
Durata del sonno   Peso   Il mio umore

Colazione 🕐 __:__   Merende 🕐 __:__

....

....

....

....

....

Pranzo 🕐 __:__   Cena 🕐 __:__

....

....

....

....

....

idratazione

Tipo di sport   ⏱ durata   Intensità di esercizio

....   ◯   ◯   ◯

....   ◯   ◯   ◯

....   ◯   ◯   ◯

....   ◯   ◯   ◯

                                                              debole   media   forte

0   10   20   30   40   50   60   70   80   90   100%

scala di soddisfazione

📋 Note

....

....

....

....

....

....

....

Giorno (.....)   Data ...../...../.....

Tempo ☀ 🌤 ☁ 🌧 🌨
        ○   ○   ○   ○   ○

🌙 zᶻᶻ ....   ⚖ ....   😊 😄 😐 ☹
                                                        ○   ○   ○   ○
Durata del sonno   Peso   Il mio umore

Colazione 🕐 ___:___   Merende 🕐 ___:___

....

....

....

....

....

Pranzo 🕐 ___:___   Cena 🕐 ___:___

....

....

....

....

....

idratazione

Tipo di sport   durata   Intensità di
                                        esercizio

....   ◯   ◯   ◯

....   ◯   ◯   ◯

....   ◯   ◯   ◯

....   ◯   ◯   ◯

0 10 20 30 40 50 60 70 80 90 100%   debole media forte

scala di soddisfazione

Note

....

....

....

....

....

....

Giorno (.....)　　　　Data ...../...../....

Tempo ☀ ⛅ ☁ 🌧 🌨
　　　　　　○　　○　　○　　○　　○

🌙 zzz ....　⚖ ....　😊 😄 😐 ☹
　　　　　　　　　　　　　　　　○　○　○　○
Durata del sonno　　Peso　　Il mio umore

Colazione 🕐 __:__　　Merende 🕐 __:__

....　...........　................................　...........
....　...........　................................　...........
....　...........　................................　...........
....　...........　................................　...........
....　...........　................................　...........

Pranzo 🕐 __:__　　　Cena 🕐 __:__

....　...........　................................　...........
....　...........　................................　...........
....　...........　................................　...........
....　...........　................................　...........
....　...........　................................　...........

idratazione

Tipo di sport | durata | Intensità di esercizio

.... ◯ ◯ ◯

.... ◯ ◯ ◯

.... ◯ ◯ ◯

.... ◯ ◯ ◯

| | | debole | media | forte |

0 10 20 30 40 50 60 70 80 90 100%

scala di soddisfazione

Note

....

....

....

....

....

....

....

Giorno (.....)   Data ...../...../.....

Tempo ☀ ⛅ ☁ 🌧 🌨
○   ○   ○   ○   ○

🌙zᶻᶻ ....   ⚖ ....   😊 😄 😑 ☹
○   ○   ○   ○
Durata del sonno   Peso   Il mio umore

Colazione 🕐 __:__   Merende 🕐 __:__

....
....
....
....
....

Pranzo 🕐 __:__   Cena 🕐 __:__

....
....
....
....
....

idratazione

Tipo di sport   ⏱ durata   Intensità di esercizio

....   ◯   ◯   ◯

....   ◯   ◯   ◯

....   ◯   ◯   ◯

....   ◯   ◯   ◯

0   10   20   30   40   50   60   70   80   90   100%   debole   media   forte

scala di soddisfazione

📋 Note

....

....

....

....

....

....

....

Giorno (.....)   Data ...../...../....

Tempo ☀ ⛅ ☁ 🌧 🌨
        ○   ○   ○   ○   ○

🌙 zᶻᶻ ....   ⚖ ....   🙂 😄 😑 🙁
Durata del sonno   Peso   ○   ○   ○   ○
                                               Il mio umore

Colazione 🕐 __:__   Merende 🕐 __:__

....
....
....
....
....

Pranzo 🕐 __:__   Cena 🕐 __:__

....
....
....
....
....

idratazione

Tipo di sport   durata   Intensità di
                                        esercizio

....   ◯ ◯ ◯

....   ◯ ◯ ◯

....   ◯ ◯ ◯

....   ◯ ◯ ◯

0 10 20 30 40 50 60 70 80 90 100%   debole media forte

scala di soddisfazione

Note

....

....

....

....

....

....

....

Giorno (....)   Data ..../ ..../ ....

Tempo ☀ ⛅ ☁ 🌧 🌨
     ○   ○   ○   ○   ○

🌙 zzz ....

Durata del sonno

....

Peso

😊 😄 😑 🙁
○   ○   ○   ○

Il mio umore

Colazione 🕐 __ : __   Merende 🕐 __ : __

....

....

....

....

....

Pranzo 🕐 __ : __   Cena 🕐 __ : __

....

....

....

....

idratazione

Tipo di sport   durata   Intensità di esercizio

....   ◯   ◯   ◯

....   ◯   ◯   ◯

....   ◯   ◯   ◯

....   ◯   ◯   ◯

                                          debole   media   forte

0 10 20 30 40 50 60 70 80 90 100%

scala di soddisfazione

Note

....

....

....

....

....

....

....

Giorno (.....)   Data ...../ ...../ .....

Tempo ☀ ⛅ ☁ 🌧 🌨
○ ○ ○ ○ ○

🌙 zzz ....
Durata del sonno

⚖ ....
Peso

😊 😄 😐 ☹
○ ○ ○ ○
Il mio umore

Colazione 🕐 __:__   Merende 🕐 __:__

....
....
....
....
....

Pranzo 🕐 __:__   Cena 🕐 __:__

....
....
....
....
....

idratazione

Tipo di sport   durata   Intensità di
                                       esercizio

....   ◯   ◯   ◯

....   ◯   ◯   ◯

....   ◯   ◯   ◯

....   ◯   ◯   ◯

                                                                      debole media forte

0   10   20   30   40   50   60   70   80   90   100%

scala di soddisfazione

Note

....

....

....

....

....

....

....

Giorno (.....)   Data ...../...../....

Tempo ☀ ○   ⛅ ○   ☁ ○   🌧 ○   🌨 ○

🌙 zzz ....   ⚖ ....   😊 😄 😐 ☹
Durata del sonno   Peso   ○ ○ ○ ○
                                        Il mio umore

Colazione 🕐 __:__   Merende 🕐 __:__

....
....
....
....
....

Pranzo 🕐 __:__   Cena 🕐 __:__

....
....
....
....

idratazione

Tipo di sport   durata   Intensità di
                                        esercizio

....   ◯   ◯   ◯

....   ◯   ◯   ◯

....   ◯   ◯   ◯

....   ◯   ◯   ◯

0 10 20 30 40 50 60 70 80 90 100%   debole media forte

scala di soddisfazione

📋 Note

....

....

....

....

....

....

Giorno (.....)   Data ..../ ..../ ....

Tempo ☀ ⛅ ☁ 🌧 🌨
○ ○ ○ ○ ○

🌙 zzz ....   ⚖ ....   😊 😄 😑 ☹
○ ○ ○ ○
Durata del sonno   Peso   Il mio umore

Colazione 🕐 __:__   Merende 🕐 __:__

....
....
....
....
....

Pranzo 🕐 __:__   Cena 🕐 __:__

....
....
....
....
....

idratazione

Tipo di sport   durata   Intensità di esercizio

....   ○ ○ ○

....   ○ ○ ○

....   ○ ○ ○

....   ○ ○ ○

                                                  debole   media   forte

0 10 20 30 40 50 60 70 80 90 100%

scala di soddisfazione

Note

....

....

....

....

....

....

....

Giorno (.....)   Data ...../ ...../ .....

Tempo ☀ ⛅ ☁ 🌧 🌨
○ ○ ○ ○ ○

🌙 zᶻᶻ ....
Durata del sonno

⚖ ....
Peso

🙂 😄 😐 🙁
○ ○ ○ ○
Il mio umore

Colazione 🕐 __:__   Merende 🕐 __:__

....
....
....
....
....

Pranzo 🕐 __:__   Cena 🕐 __:__

....
....
....
....
....

idratazione

Tipo di sport   🕐 durata   Intensità di
                                          esercizio

....   ⭘   ⭘   ⭘

....   ⭘   ⭘   ⭘

....   ⭘   ⭘   ⭘

....   ⭘   ⭘   ⭘
                                                                        debole media forte

0   10   20   30   40   50   60   70   80   90   100%

scala di soddisfazione

📋 Note

....

....

....

....

....

....

....

Giorno (....)   Data ...../ ...../ ....

Tempo ☀ ⛅ ☁ 🌧 🌨
○   ○   ○   ○   ○

🌙 zᶻᶻ ....   ⚖ ....   😊 😄 😑 🙁
                                           ○   ○   ○   ○
Durata del sonno   Peso   Il mio umore

Colazione 🕐 __:__   Merende 🕐 __:__

....

....

....

....

....

Pranzo 🕐 __:__   Cena 🕐 __:__

....

....

....

....

....

idratazione

Tipo di sport   durata   Intensità di esercizio

....   ◯   ◯   ◯

....   ◯   ◯   ◯

....   ◯   ◯   ◯

....   ◯   ◯   ◯

                                               debole   media   forte

0   10   20   30   40   50   60   70   80   90   100%

scala di soddisfazione

Note

....

....

....

....

....

....

....

Giorno (.....)   Data ...../ ...../ ....

Tempo ☀ ⛅ ☁ 🌧 🌨
        ○   ○   ○   ○   ○

🌙zzz ....   ⚖ ....   😊 😄 😑 ☹
                                          ○   ○   ○   ○
Durata del sonno   Peso   Il mio umore

Colazione 🕐 __:__   Merende 🕐 __:__

....

....

....

....

....

Pranzo 🕐 __:__   Cena 🕐 __:__

....

....

....

....

....

idratazione

Tipo di sport   durata   Intensità di esercizio

....   ◯   ◯   ◯

....   ◯   ◯   ◯

....   ◯   ◯   ◯

....   ◯   ◯   ◯

0 10 20 30 40 50 60 70 80 90 100%

debole   media   forte

scala di soddisfazione

Note

....

....

....

....

....

....

....

Giorno (.....)　　　Data ...../...../....

Tempo　☀ ⛅ ☁ 🌧 🌨
　　　　　○　○　○　○　○

🌙zᶻᶻ ....　　🪟 ....　　😊 😄 😑 🙁
　　　　　　　　　　　　　　　　○　○　○　○
Durata del sonno　　Peso　　Il mio umore

Colazione 🕐 ___:___　　Merende 🕐 ___:___

....
....
....
....
....

Pranzo 🕐 ___:___　　Cena 🕐 ___:___

....
....
....
....
....

idratazione

Tipo di sport   durata   Intensità di
                                        esercizio

....   ◯ ◯ ◯

....   ◯ ◯ ◯

....   ◯ ◯ ◯

....   ◯ ◯ ◯

0 10 20 30 40 50 60 70 80 90 100%   debole media forte

scala di soddisfazione

Note

....

....

....

....

....

....

....

Giorno (.....)   Data ...../ ...../ ....

Tempo ☀ ⛅ ☁ 🌧 🌨
       ○   ○   ○   ○   ○

🌙 z_z^z ....   ⚖ ....   😊 😄 😑 ☹
Durata del sonno   Peso   ○   ○   ○   ○
                                        Il mio umore

Colazione 🕐 __:__   Merende 🕐 __:__

....

....

....

....

....

Pranzo 🕐 __:__   Cena 🕐 __:__

....

....

....

....

....

CPSIA information can be obtained
at www.ICGtesting.com
Printed in the USA
BVHW092106180321
602886BV00004B/906

9 781716 173295